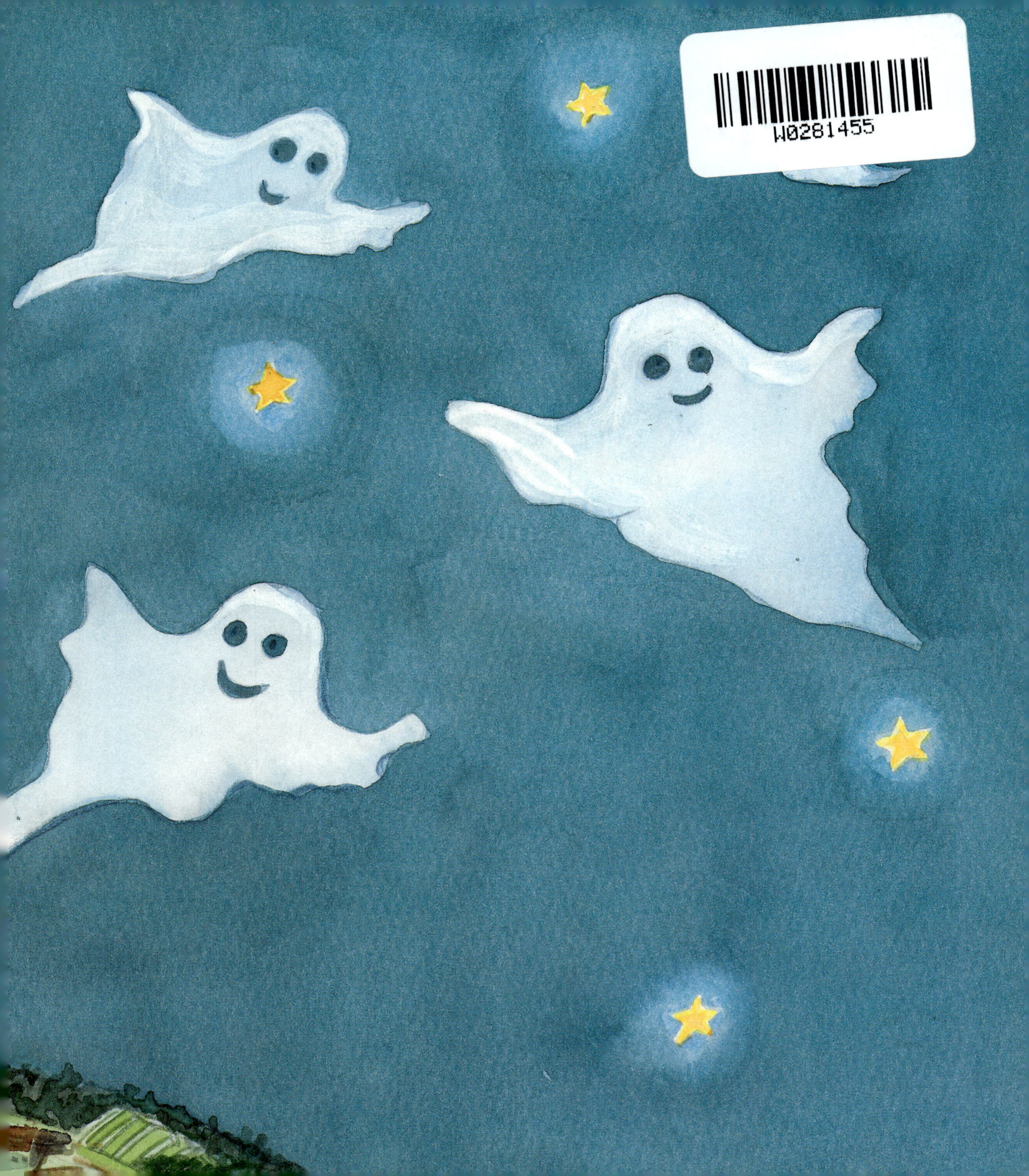

90419 Nürnberg
Text: Anna-Lisa Albert
Illustrationen: Antje Flad
ISBN 978-3-7886-3116-1
www.tessloff.com

ANGST im Dunkeln

Anna-Lisa Albert · Antje Flad

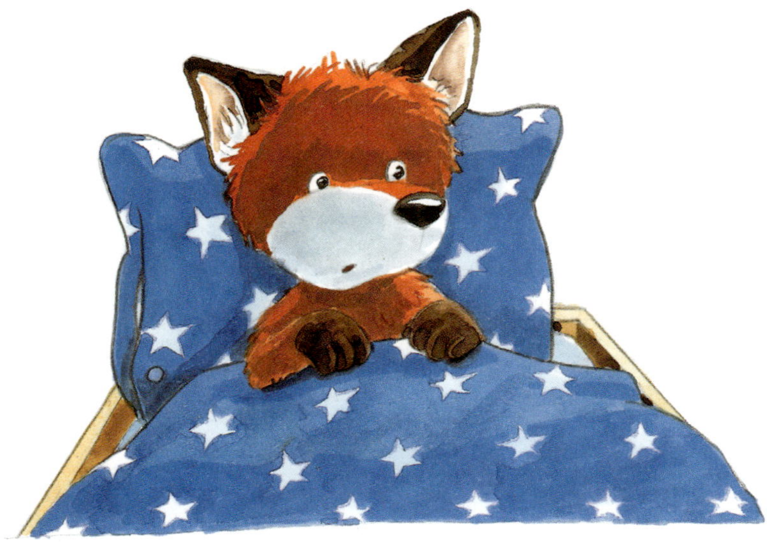

TESSLOFF

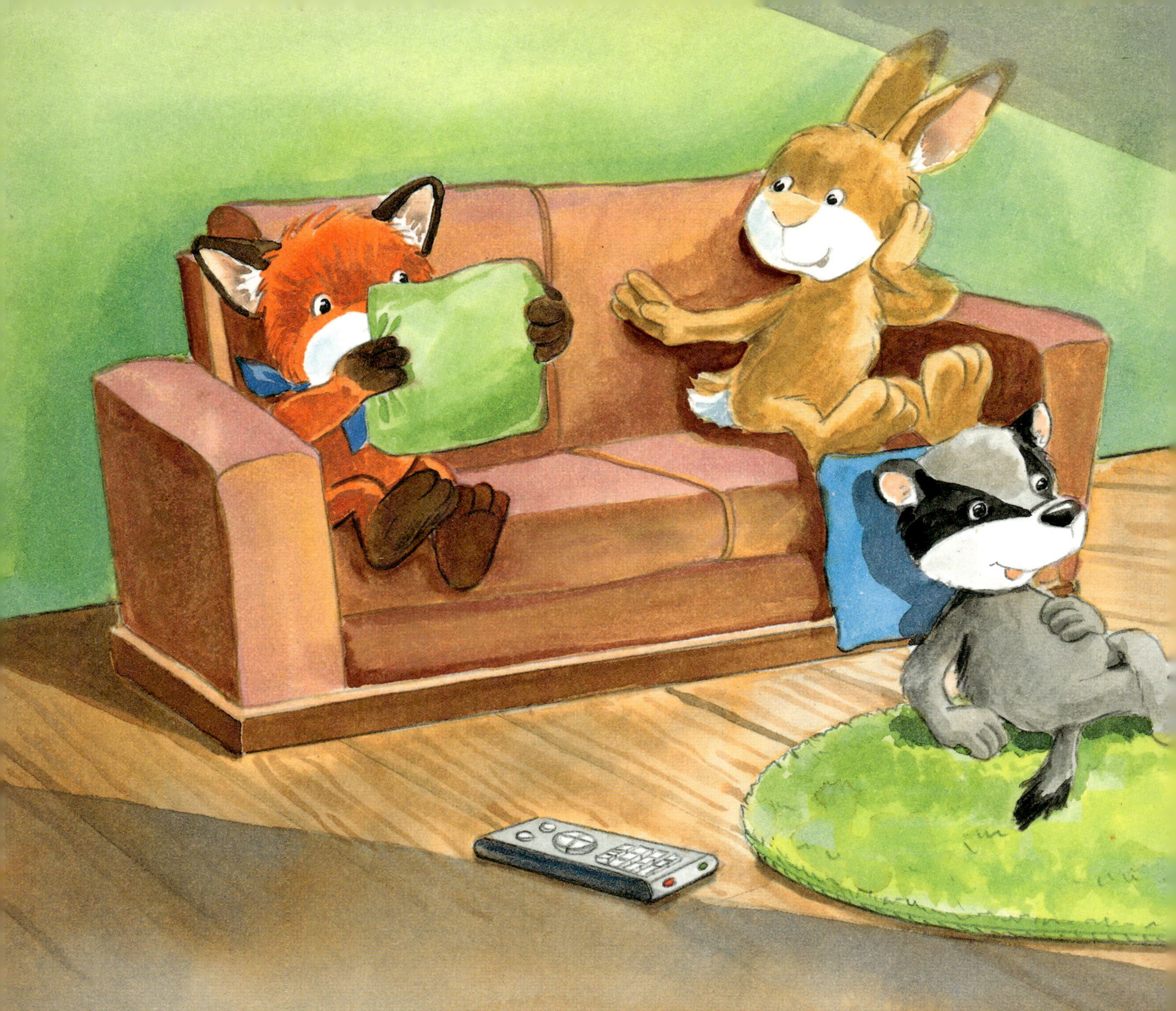

„He, kleiner Fuchs, bist du eingeschlafen?“
Der kleine Fuchs lugt vorsichtig hinter dem Sofakissen hervor. Ist der schreckliche Gruselfilm endlich zu Ende?
„Nein, ich bin nicht eingeschlafen. Es hat nur ein bisschen geblendet“, sagt er zu seinen Freunden.

„Der Film war toll!“, ruft der Dachs begeistert.
„Am besten fand ich die Knochenhand“, meint der Hase.
„Ja, so witzig!“, sagt die eine Maus, und die andere nickt. „Zum Totlachen!“

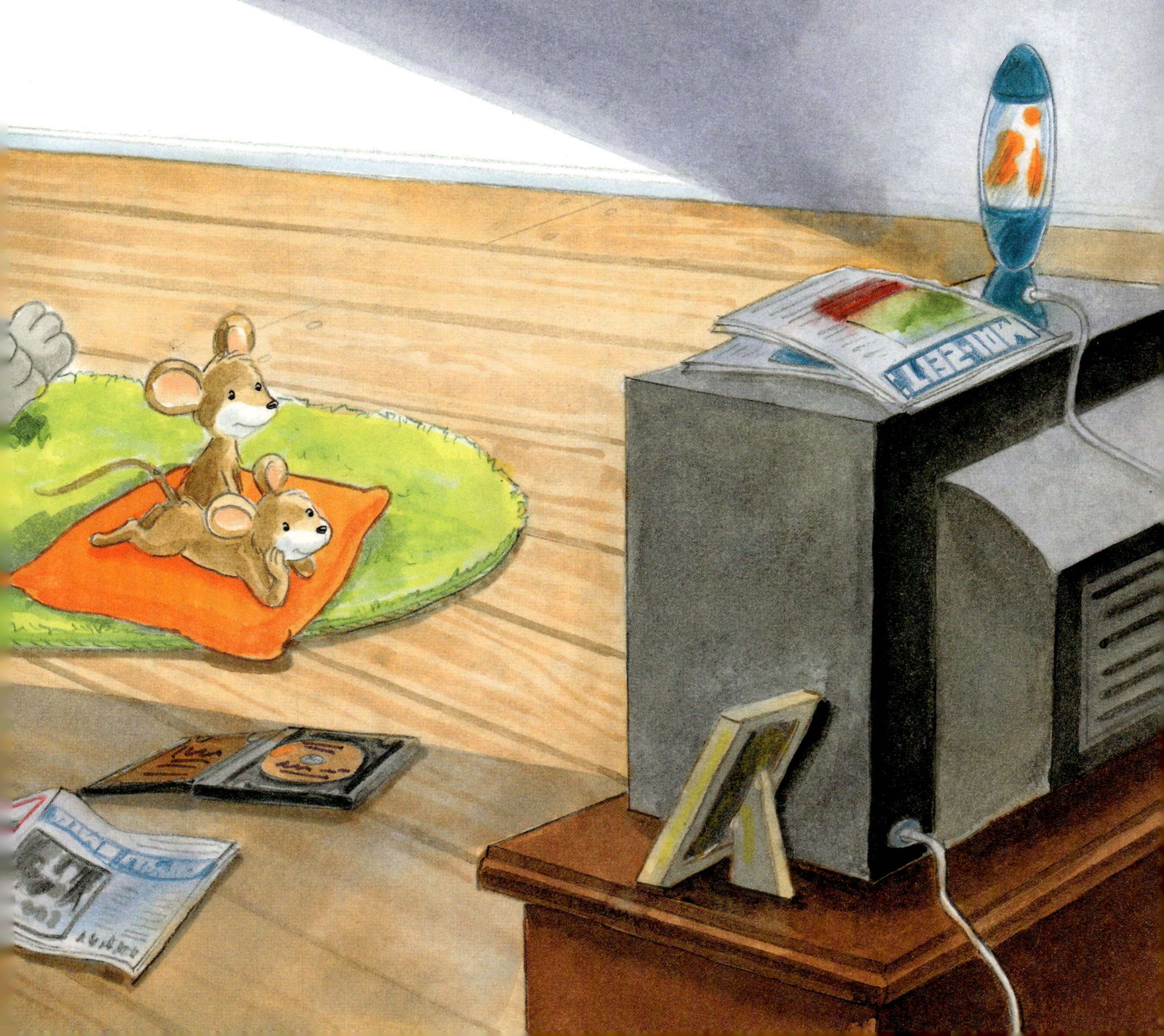

Witzig?, denkt der kleine Fuchs. Zum Totlachen? Er hat sich noch nie so gegruselt wie heute.
„Aber jetzt bin ich müde“, murmelt der Hase und räkelt sich. „Gehen wir schlafen“, schlägt der Dachs vor.
Ins Bett? Das will der kleine Fuchs auf keinen Fall!

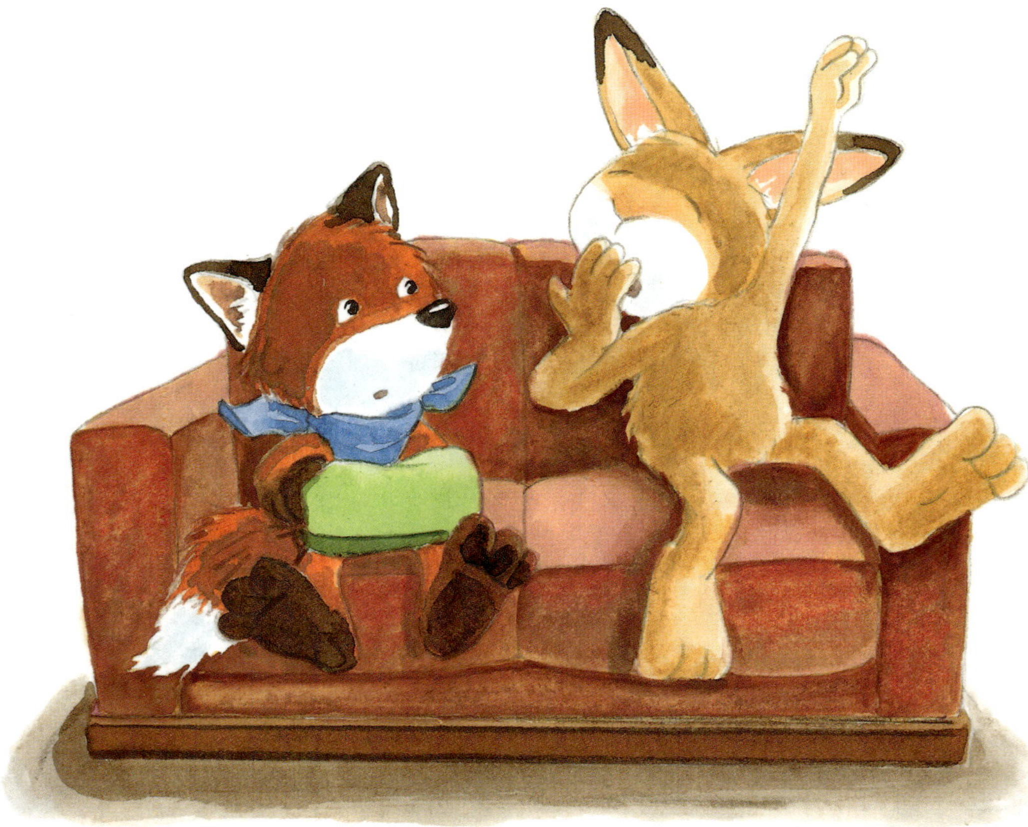

Sein Herz pocht immer noch wie wild. „Wir müssen doch noch nicht ins Bett.“
„Wir wollen aber“, sagt die eine Maus. „Genau“, meint die andere und macht den Fernseher aus.
„Können wir nicht noch was spielen?“, fragt der kleine Fuchs.

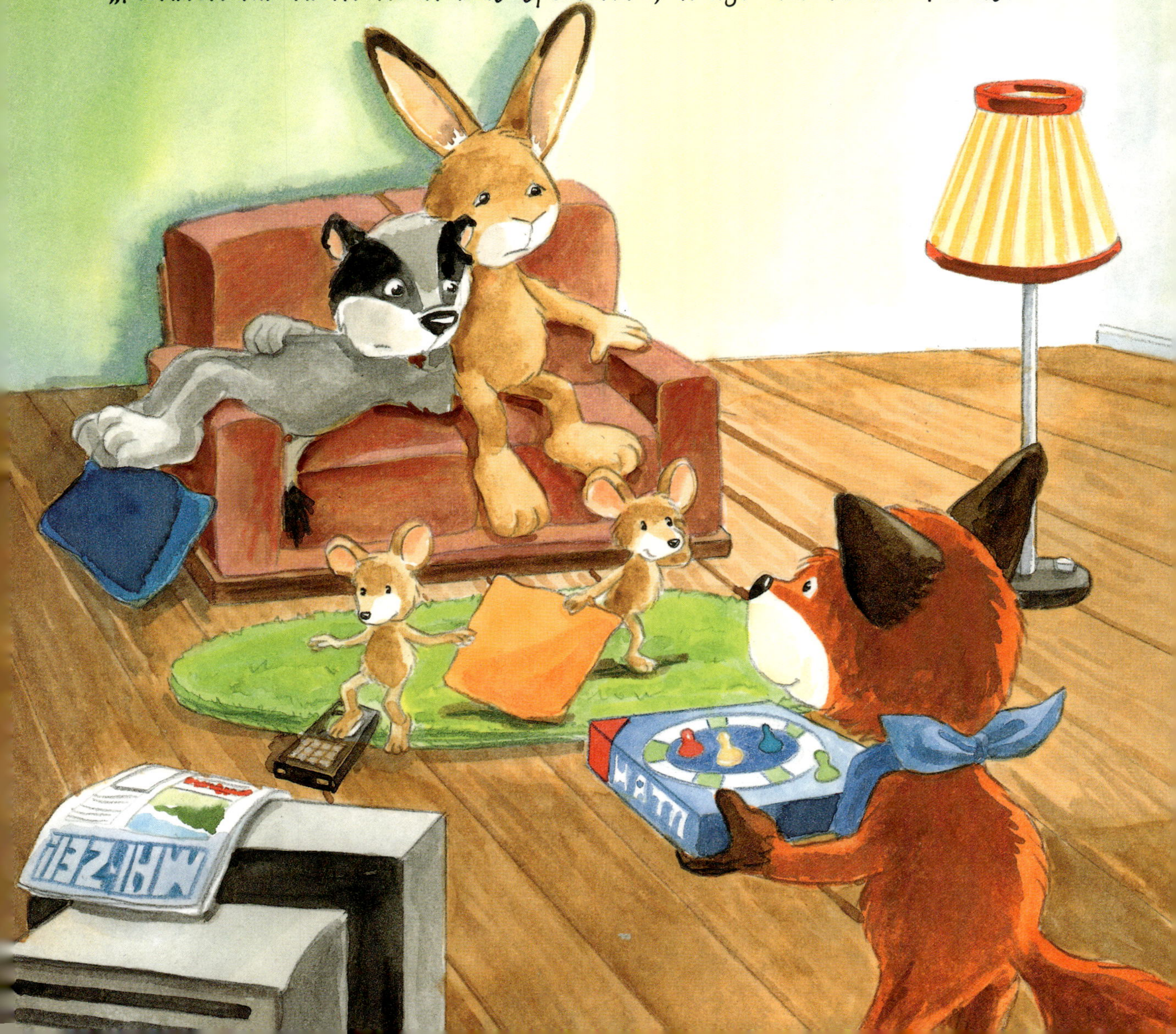

Alle gähnen. „Oder möchte jemand einen Kakao?"
„Na gut", piepst die eine Maus. „Wenn es schnell geht", meint die andere. „Ich möchte Kirschsaft", sagt der Dachs.
„Ich auch", beschließt der Hase und gießt sich ein Glas Saft ein.
„Guckt mal, das sieht aus wie echtes Gespensterblut.
Mmmh... lecker!", ruft er und trinkt das Glas in einem Zug leer.

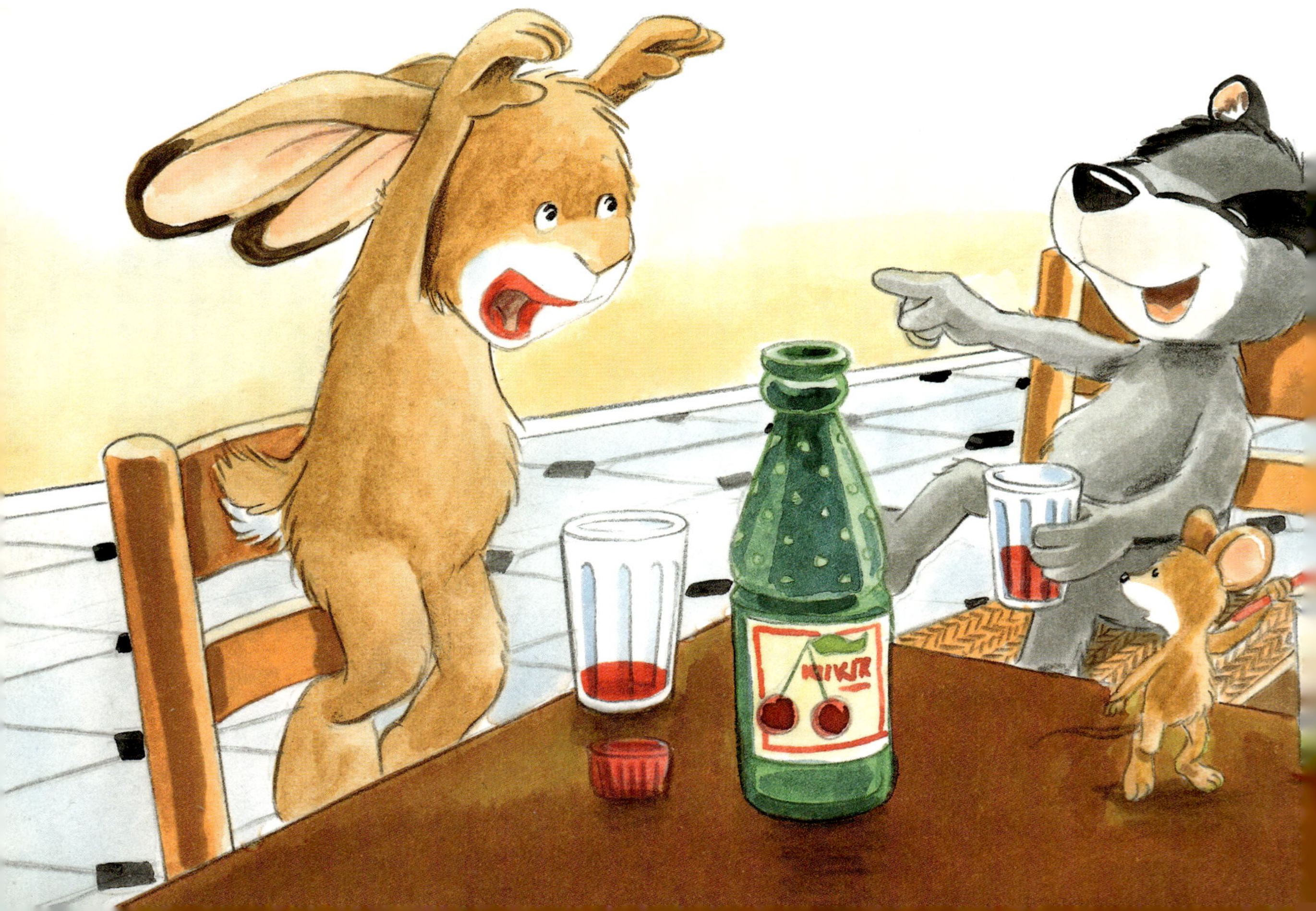

Kann der nicht mal aufhören
mit seinen Gespenstern?,
denkt der kleine Fuchs.

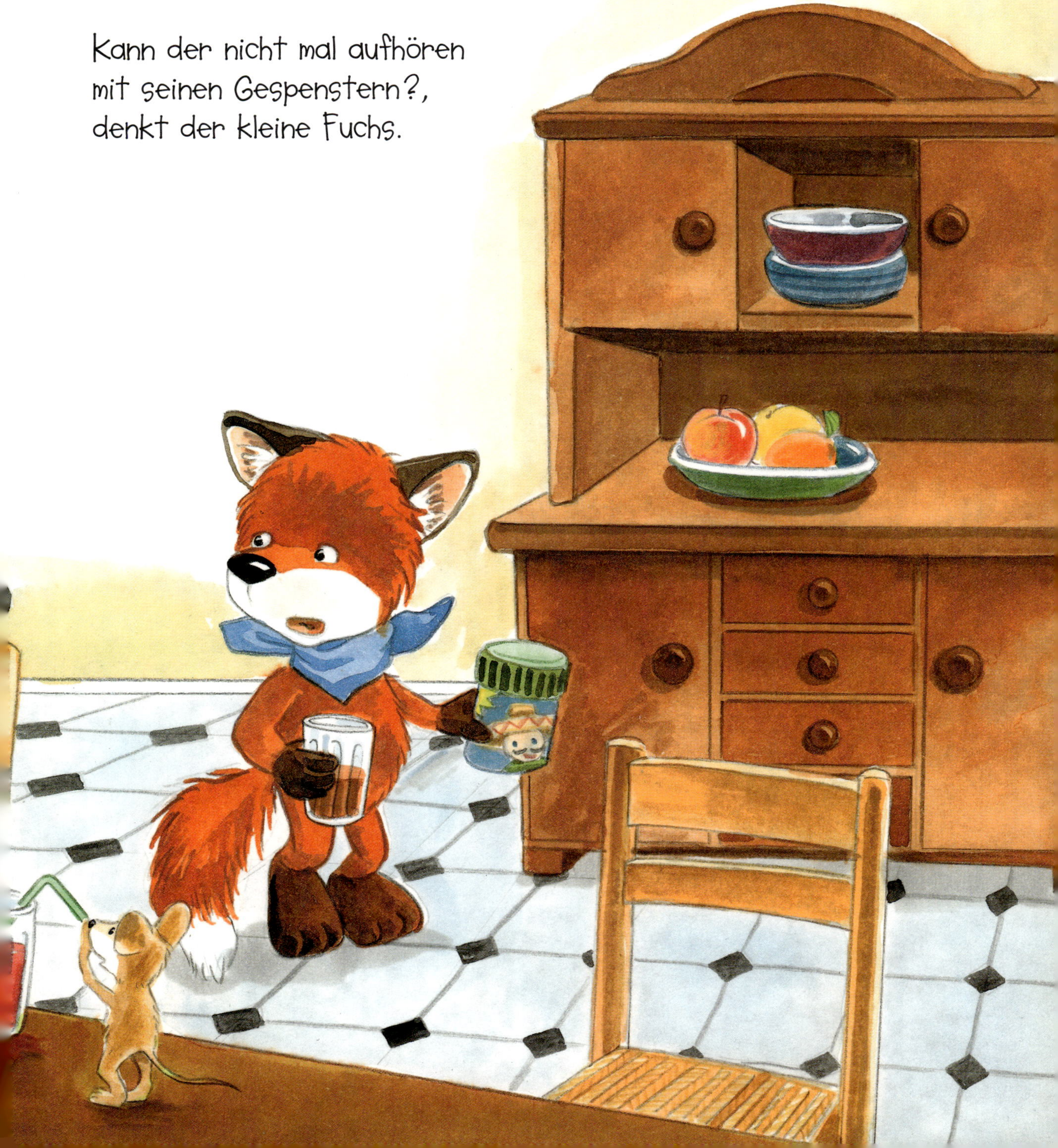

Alle gehen ins Bad, nur der kleine Fuchs bleibt am Tisch sitzen und seufzt tief. Er wird die ganze Nacht kein Auge zutun, das weiß er jetzt schon.

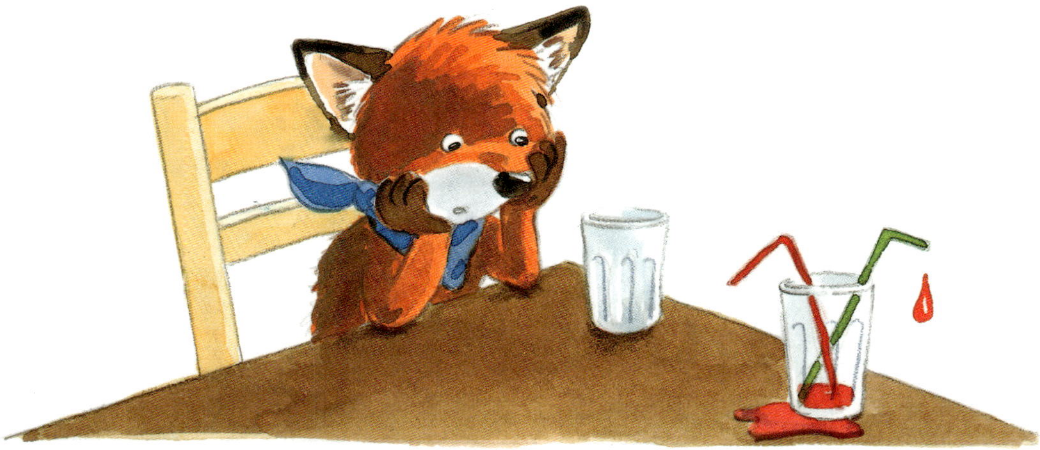

Schließlich trottet er den anderen hinterher.
Wieso ist im Bad kein Licht an?
„Hu-huuuuu!", heult es schaurig. Ein Gespenst kommt auf ihn zu, breitet die Arme aus, greift nach ihm …
„Aaaaah!", schreit der kleine Fuchs und stolpert rückwärts.
„War doch nur Spaß!", ruft der Hase lachend und knipst das Licht an.

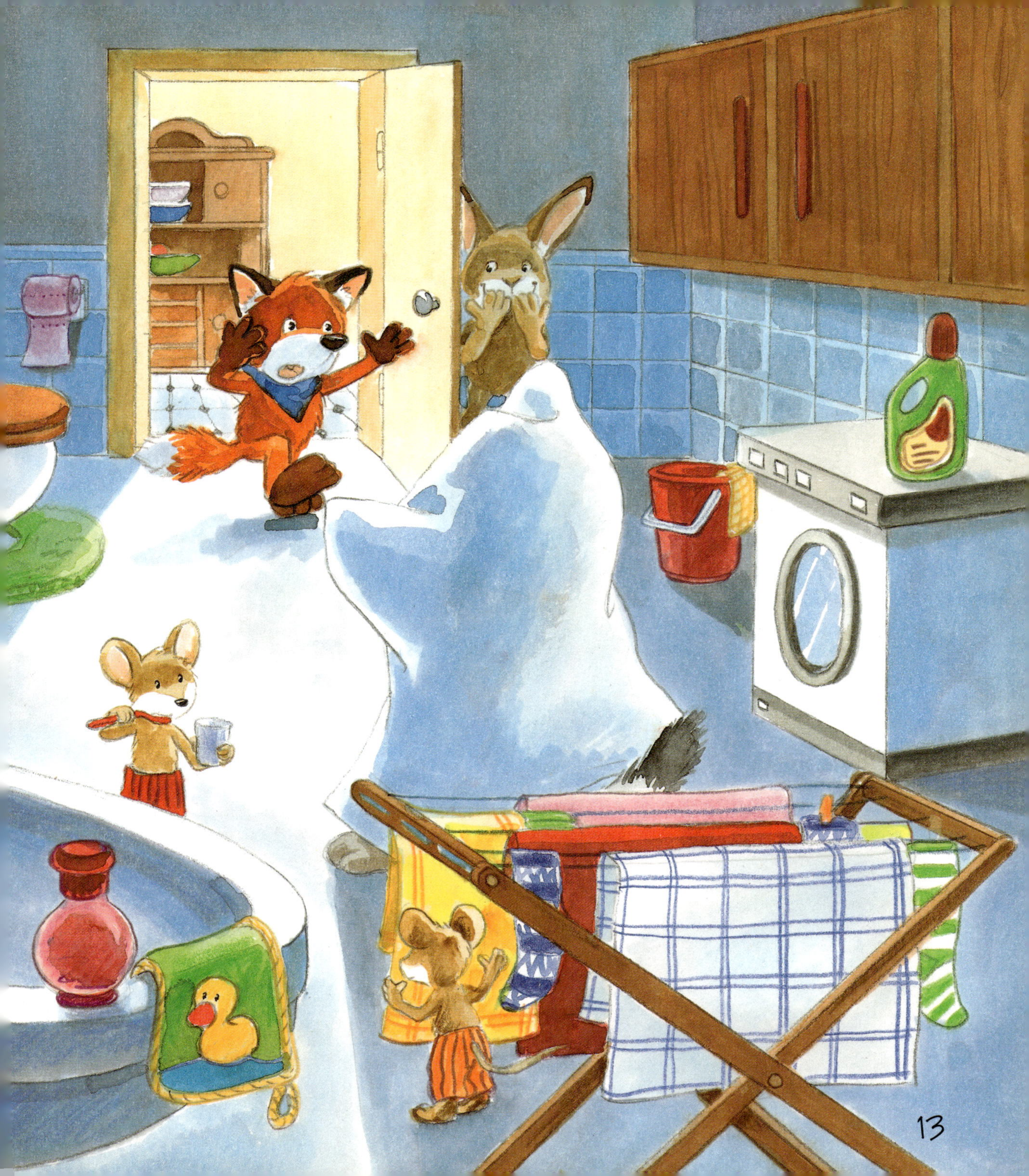

„Toller Spaß!“, schimpft der kleine Fuchs zornig. „Nach Gruselfilmen mag ich solche Späße nicht!“
„Tut uns leid“, sagt der Dachs und legt dem zitternden kleinen Fuchs den Arm um die Schultern. „Wir hören jetzt auf damit.“

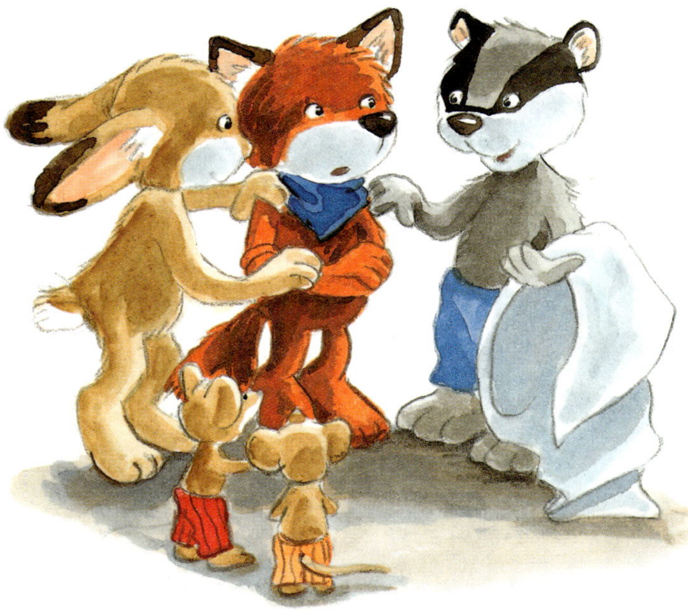

„Ich kann bestimmt noch nicht einschlafen“, mault der kleine Fuchs. „Und außerdem – wozu haben wir uns eigentlich zum Übernachten verabredet?“
Die Freunde gucken ihn verblüfft an.
„Wir können ja noch eine Gutenachtgeschichte erzählen“, bietet der Dachs an.
„Ruhe da unten!“, quieken die beiden Mäuse.
Sie haben sich schon in ihre Schlafsäcke gekuschelt.

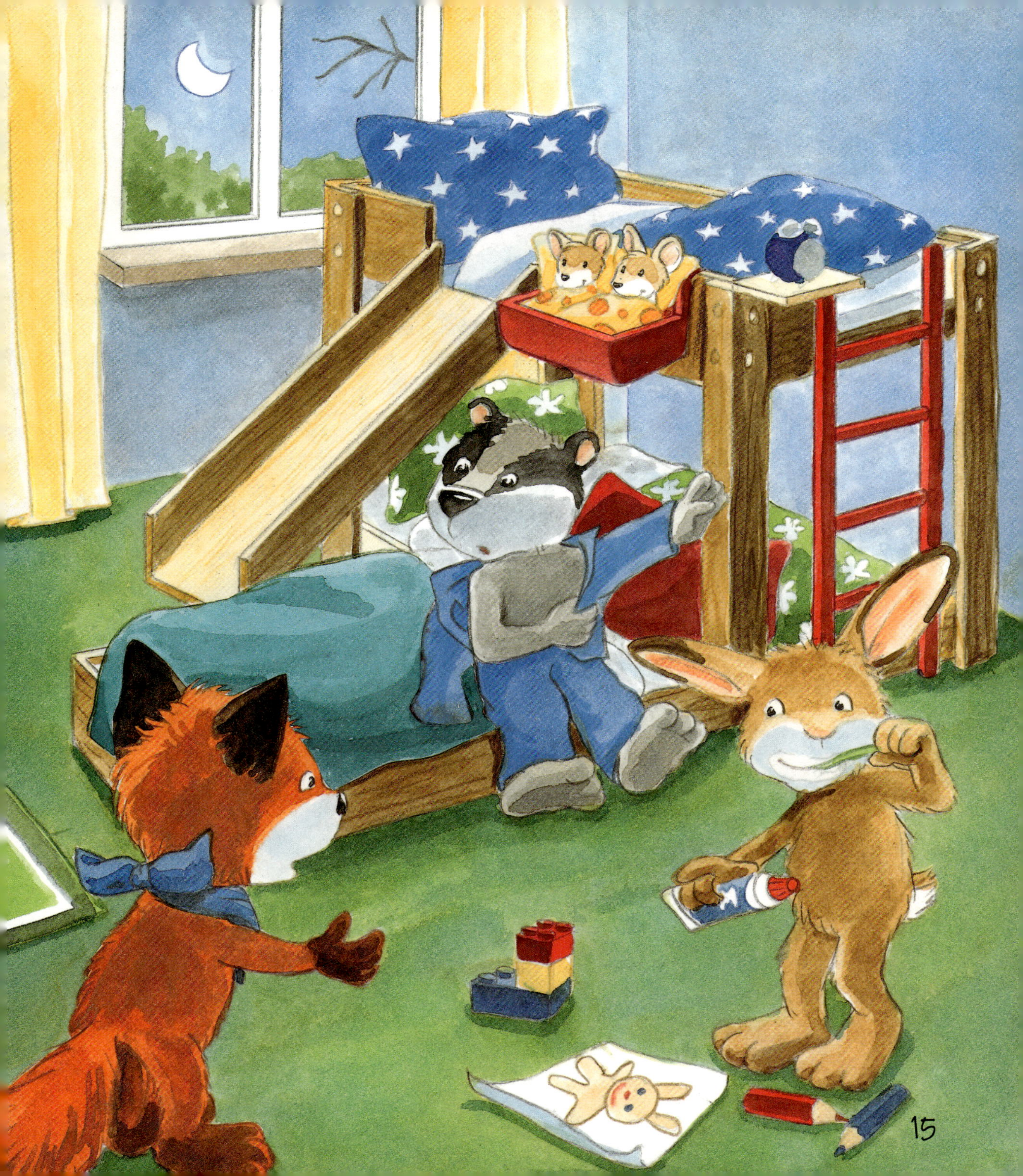

Auch Dachs und Hase schlüpfen jetzt unter ihre Decken. Der kleine Fuchs legt sich ins Bett und starrt an die Zimmerdecke. Es ist furchtbar dunkel.
Sofort fallen ihm all die Schreckensgestalten aus dem Film ein.
Er schüttelt sich und schaut hinüber zum Fenster. Und dann wird ihm plötzlich eiskalt. Hinter dem Vorhang sieht er sie ganz deutlich: die Knochenhand! Langsam bewegt sie sich auf ihn zu, spreizt ihre langen Spinnenfinger – „Iiiiiiiih!“

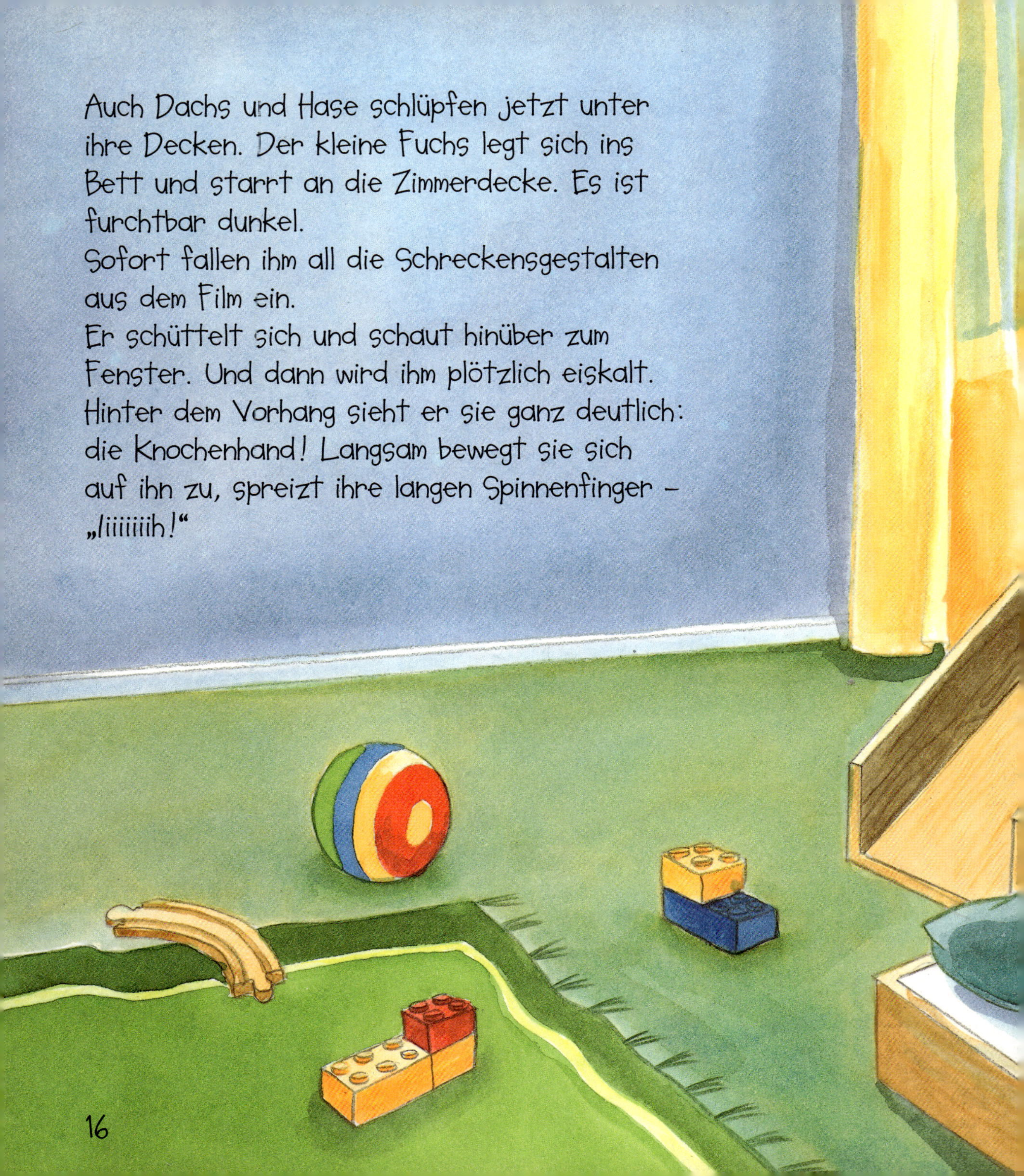

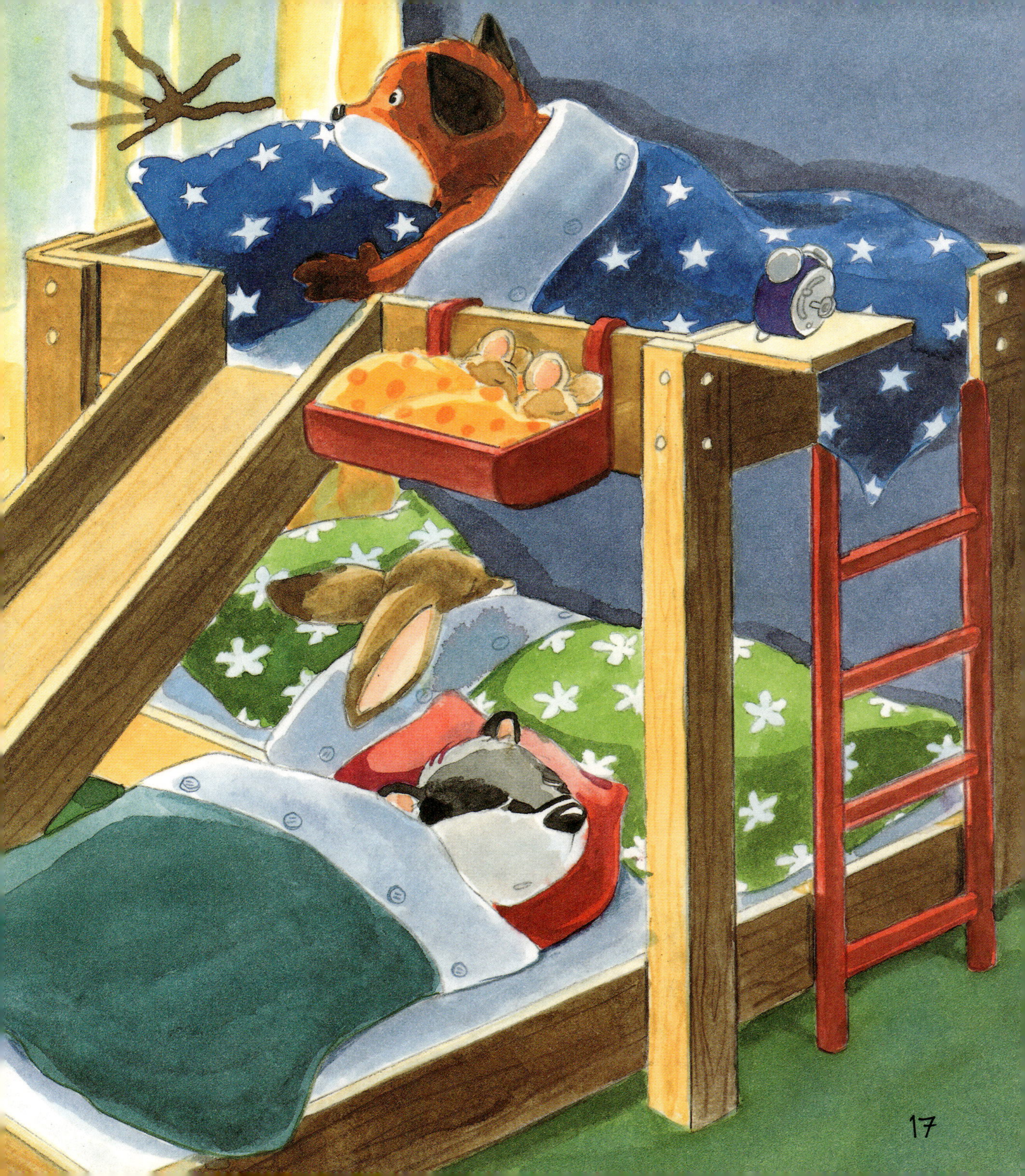

Da geht das Licht an – die Hand ist verschwunden. Der Hase steht beim Lichtschalter, die eine Maus packt den Wecker, die andere schwingt ein Kissen.
„Räuber!“ „Gespenster!“ „Mörder!“, rufen alle durcheinander.

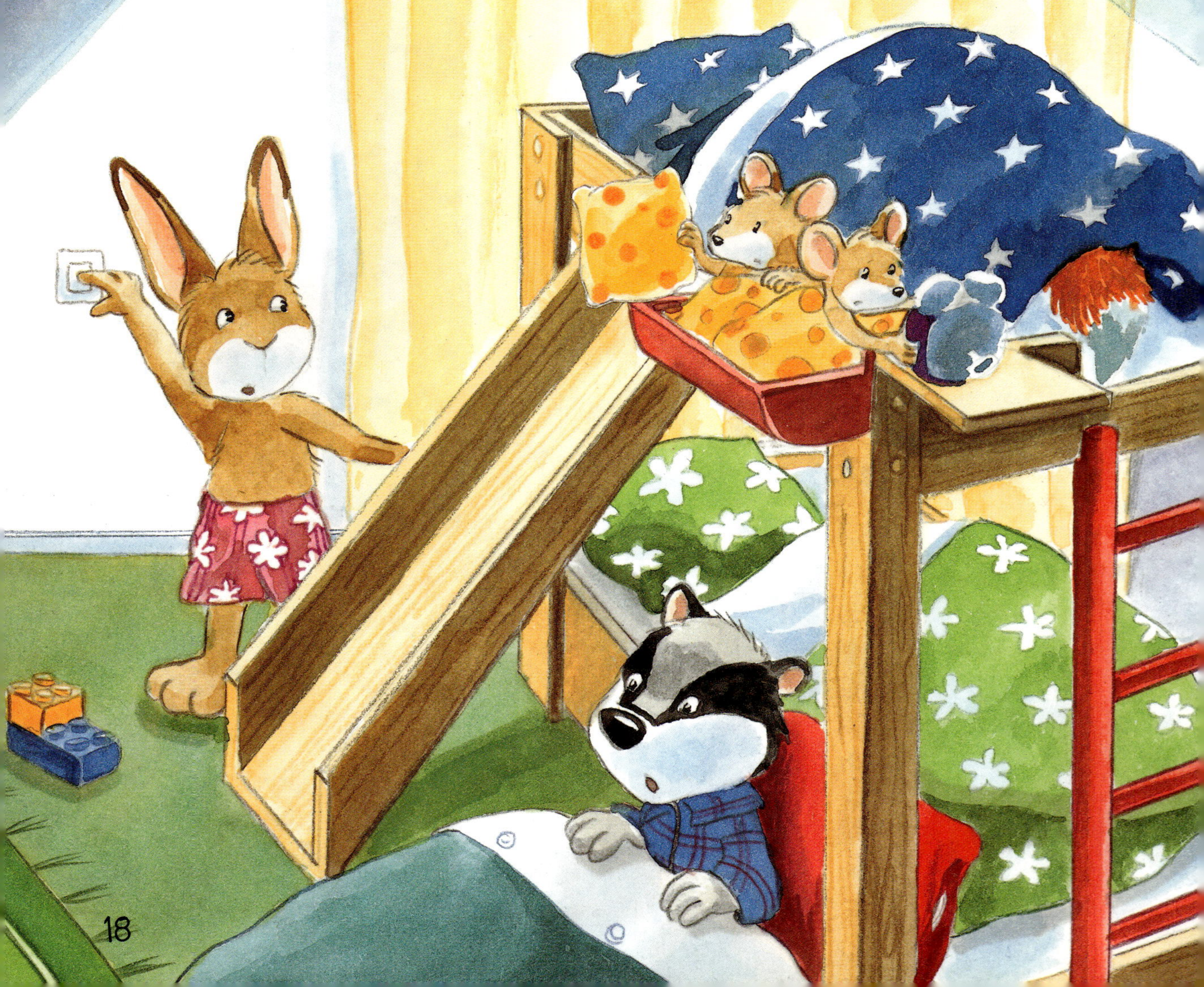

Der Dachs beugt sich über den kleinen Fuchs. „Hattest du einen bösen Traum?“, fragt er sanft.
„Die Hand …“, keucht der kleine Fuchs, „da draußen vorm Fenster … das war kein Traum …“

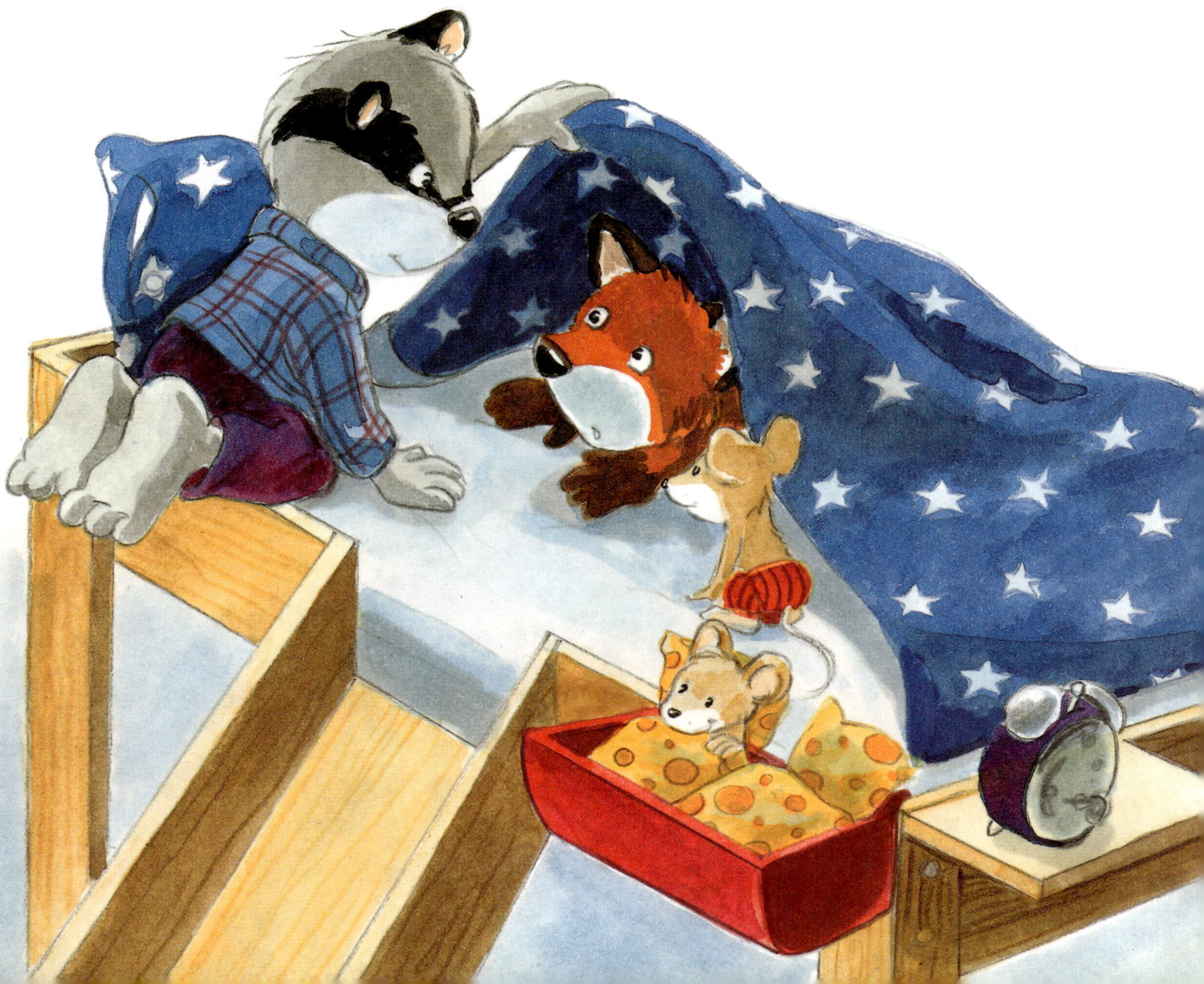

Der Hase beugt sich aus dem Fenster.
„Hier ist weit und breit keine Hand", stellt er fest. Aber dann fällt ihm etwas auf. Er knipst das Licht wieder aus.
Und plötzlich sehen alle auf dem Vorhang den Schatten einer Hand mit fünf langen Fingern.
„Das ist der Holunder vorm Haus", erklärt er.

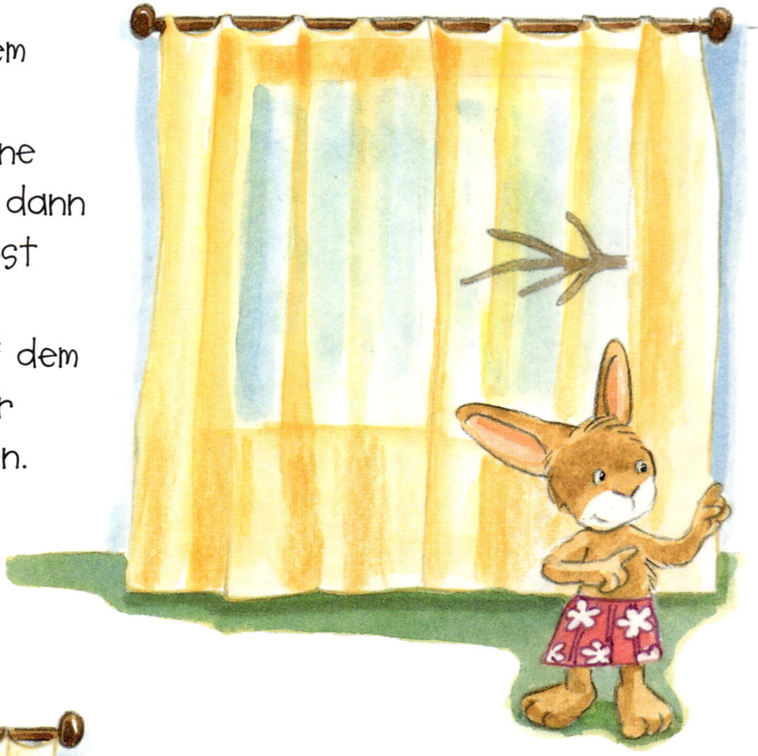

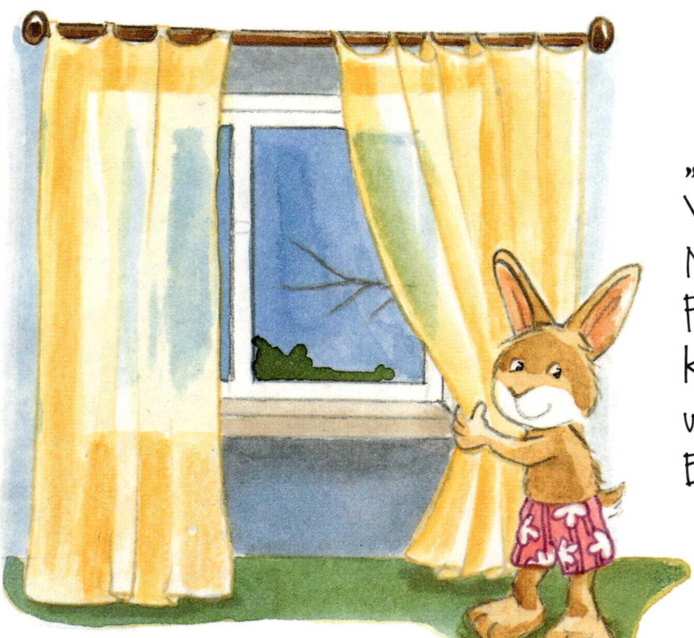

„Schau, jetzt ziehe ich den Vorhang weg."
Nun sieht es auch der kleine Fuchs: Was er für eine Knochenhand gehalten hat, war nur ein Zweig.
Erleichtert lässt er sich in sein Kissen fallen, und auch die anderen schlüpfen wieder in ihre Betten.

„Gute Nacht, kleiner Fuchs! Träum schön!“, rufen sie.
Der kleine Fuchs seufzt. Die anderen haben ja leicht reden.
Als er ihre gleichmäßigen Atemzüge hört, kann er erst recht nicht einschlafen. Einer muss doch wach bleiben und aufpassen!
Wenn nun wirklich Gespenster kommen?

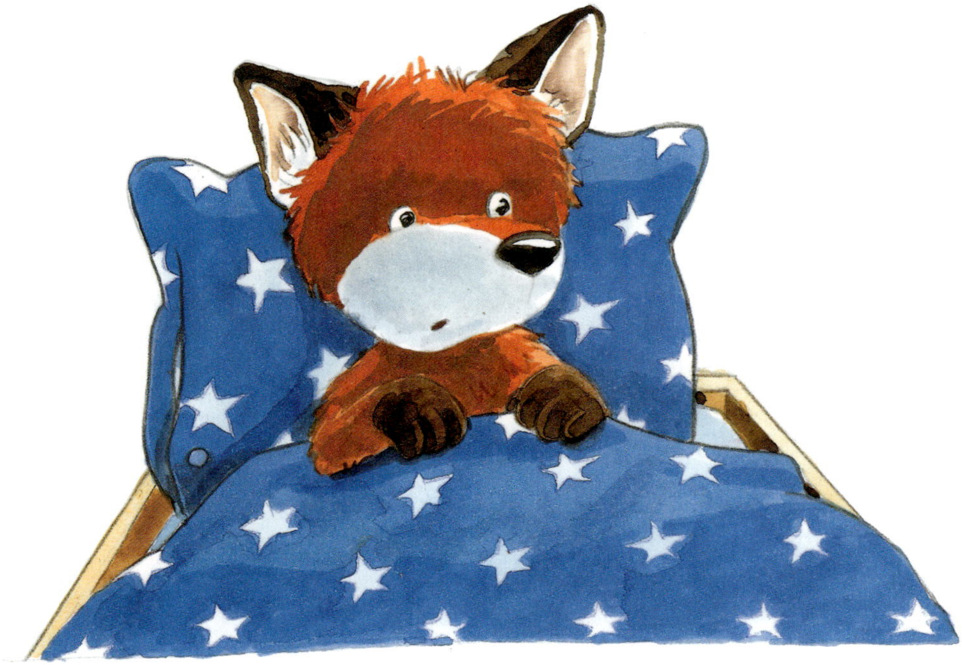

Der kleine Fuchs spitzt die Ohren. Da ist doch ein Geräusch!
Knarz … knarz … knarz …
Das Herz klopft ihm bis zum Hals.

„Aufwachen!“, ruft er heiser und rüttelt den Hasen. „Wacht alle auf, die Gespenster sind da!“ „Was ist denn nun schon wieder?“, murmelt der Dachs. „Der kleine Fuchs hat schlecht geträumt!“, meint die eine Maus. „Nein, er sieht Gespenster!“, kichert die andere.

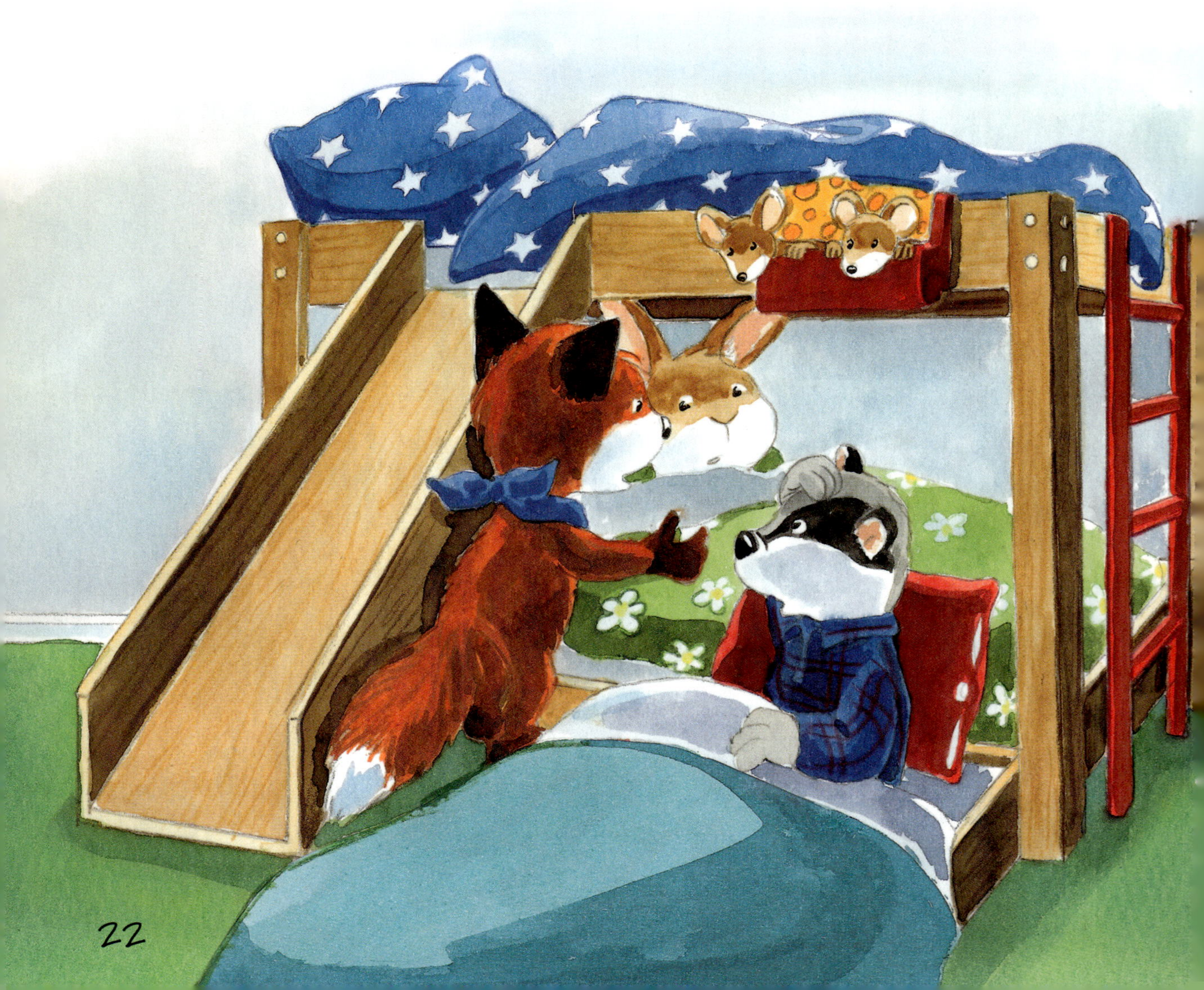

„Ich sehe sie nicht, ich höre sie!“, sagt der kleine Fuchs ärgerlich.
„Seid mal alle still!“
Knarz … knarz …
„Das kommt von da oben“, sagt der Dachs.

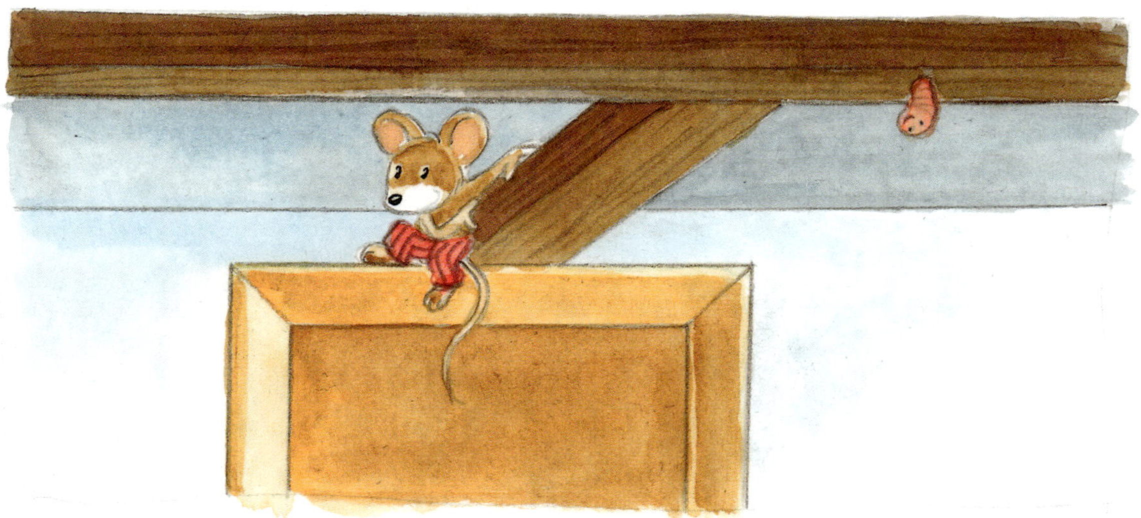

„Das kommt von genau hier“, ruft die eine Maus, die inzwischen auf den Balken über der Tür geklettert ist.
„Ein Holzwurm!“, fügt die andere hinzu. „Die haben wir zu Hause auch.“ Kichernd saust sie hinüber in ihr Bett.
„Es gibt hier keine Knochenhand“, beruhigt der Dachs den kleinen Fuchs, „und schon gar keine Gespenster. So was gibt’s nur im Film.“

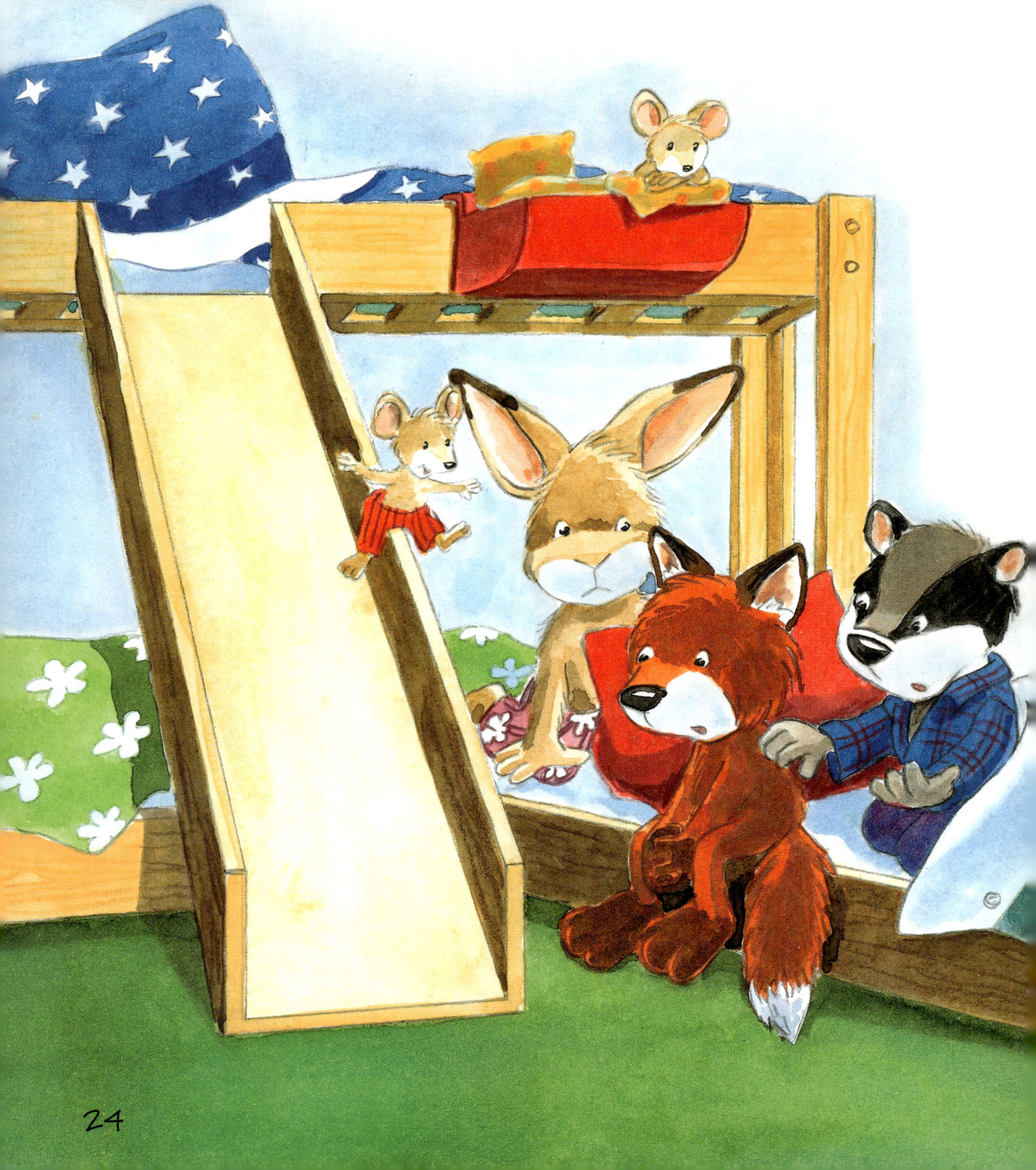

Der kleine Fuchs guckt seine Freunde zweifelnd an.
Es stimmt, den Holzwurm hat er auch früher schon gehört.
Da hat er sich überhaupt nicht gegruselt.
„Tut mir leid“, sagt er leise.
„Denk jetzt einfach an was Schönes! Dann träumst du auch schön“, tröstet ihn der Dachs.
„Ich hab doch noch gar nicht geschlafen“, wendet der kleine Fuchs zaghaft ein.
„Dann wird's Zeit“, sagt der Hase und lässt sich ins Bett fallen.
„Also bis morgen früh, Leute!“
Aber in dieser Nacht weckt der kleine Fuchs seine Freunde noch dreimal. Der Hund des Nachbarn heult, Wolken ziehen am Fenster vorbei, Blätter rascheln …

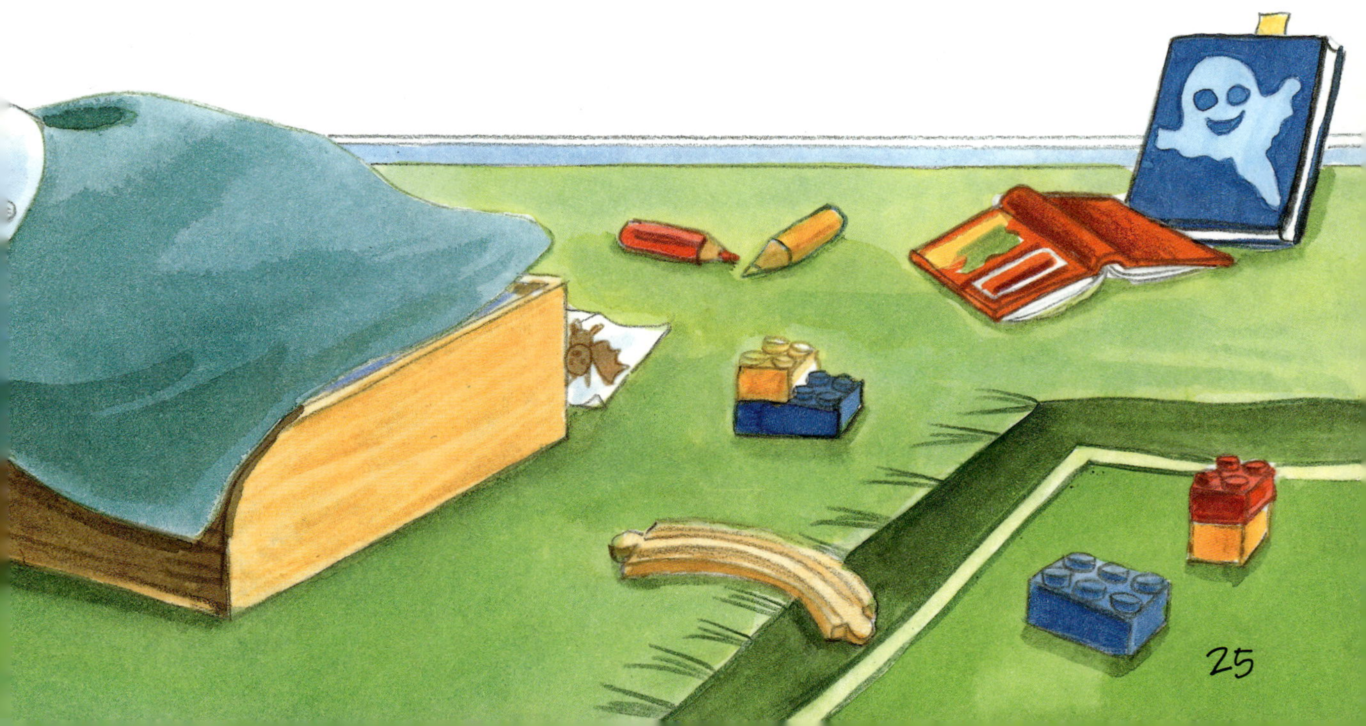

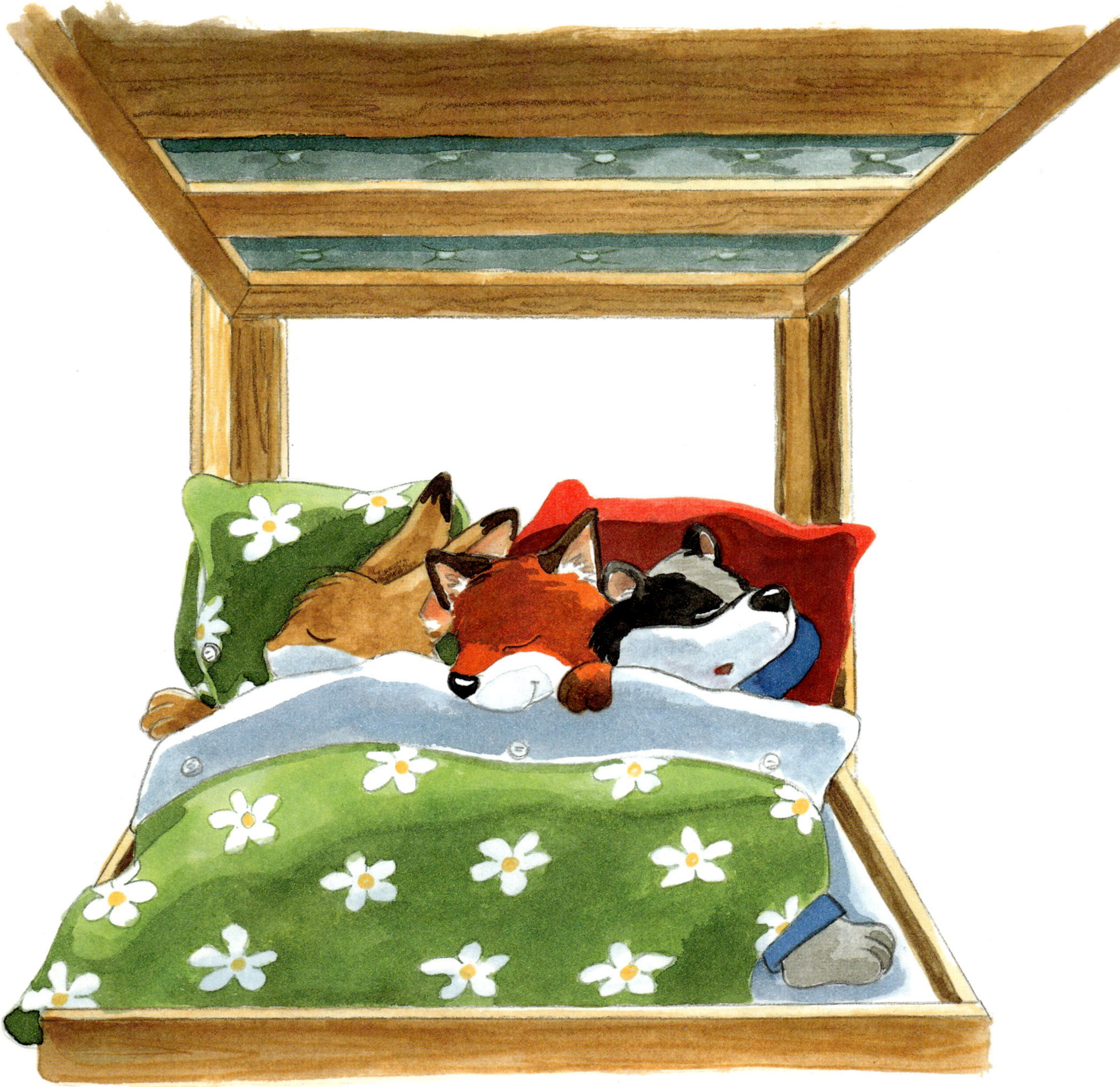

Ein Glück, dass ihn die anderen so gut trösten.
Irgendwann schläft er doch ein, aber nur ganz kurz.

Als die Sonne aufgeht, wird der kleine Fuchs wach.
Er schleicht sich in die Küche und kocht frischen Kakao.
Mit einem großen Tablett voller Köstlichkeiten kommt er
zurück ins Schlafzimmer.
„Aufwachen, ihr Schlafmützen!
Die Sonne scheint!"

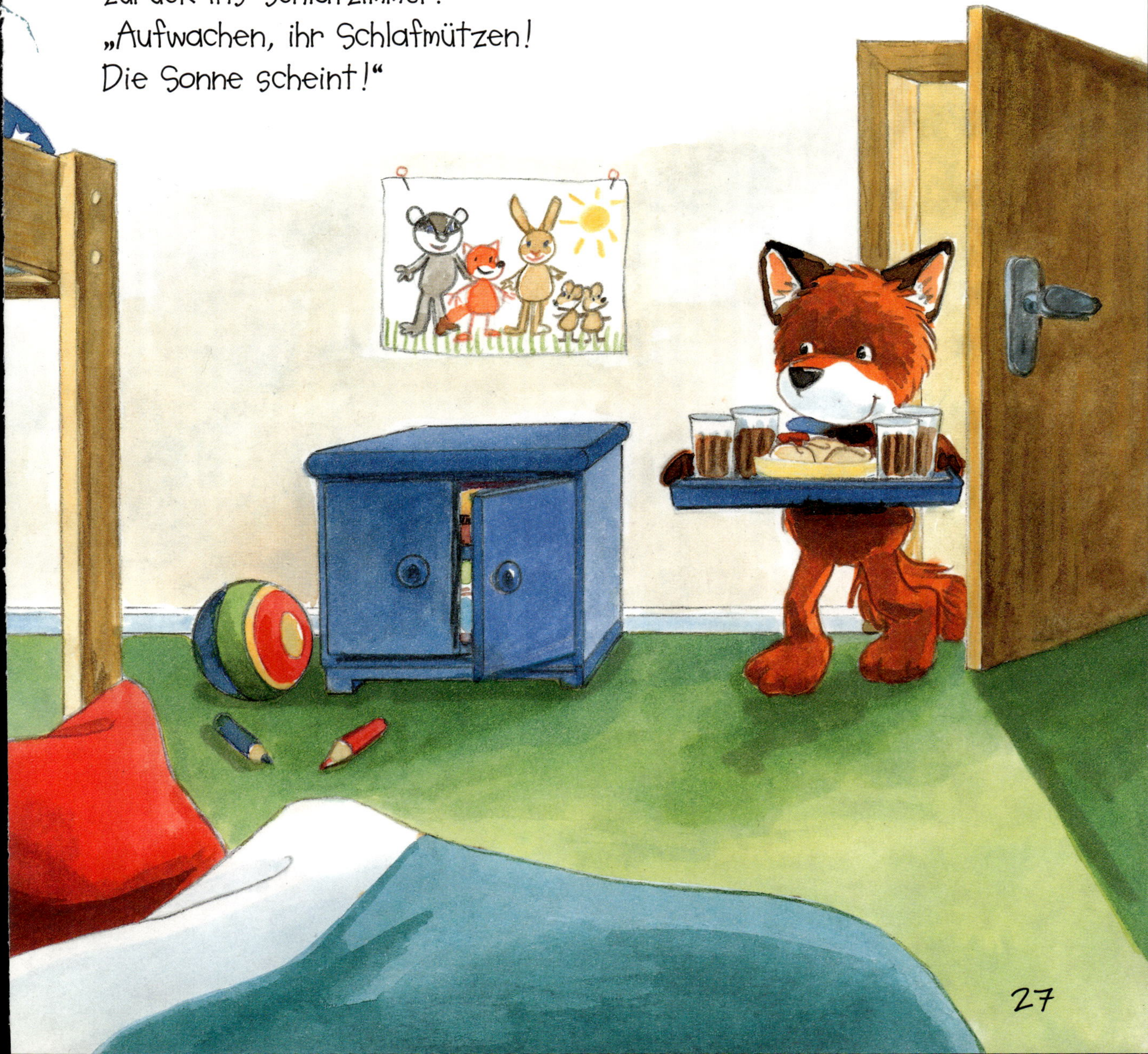

„Ach ja?", brummt der Dachs und macht ein Auge auf.
„Und wie", sagt der kleine Fuchs vergnügt. „Ist es nicht toll, dass die Nacht endlich um ist?"
„Meinetwegen hätte sie ruhig ein bisschen länger dauern dürfen", sagt die eine Maus und gähnt herzhaft.
„Aber Kakao im Bett ist auch nicht schlecht", meint die andere und kommt auf das große Bett geklettert.
„Wir können ja später ein Mittagsschläfchen machen", sagt der kleine Fuchs.
„Prima Idee", sagt der Hase. „Am besten gleich nach dem Frühstück!"

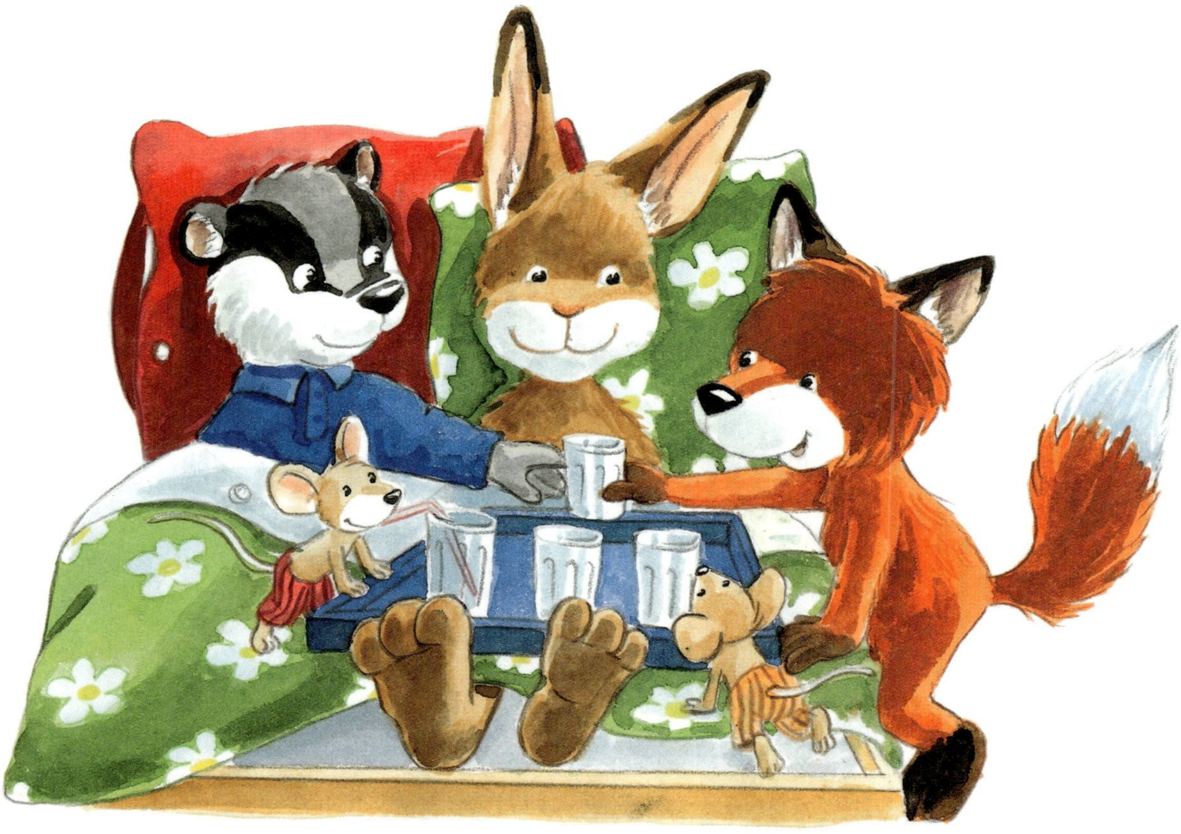

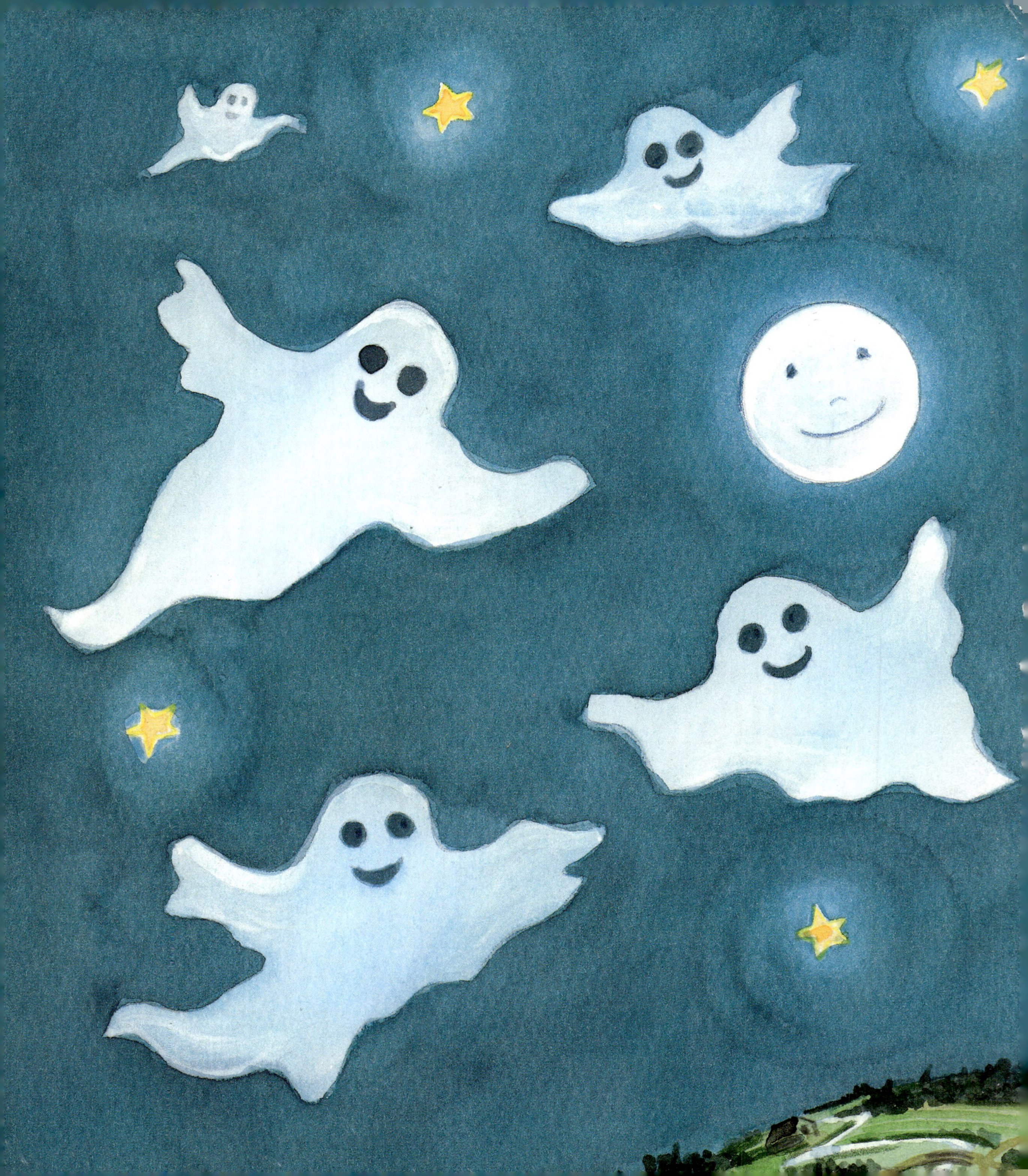